AF398938

Uma Introdução à Apiterapia

Quando Nada Mais Funciona, Tente o Poder da Abelha do Mel

Paul Enders

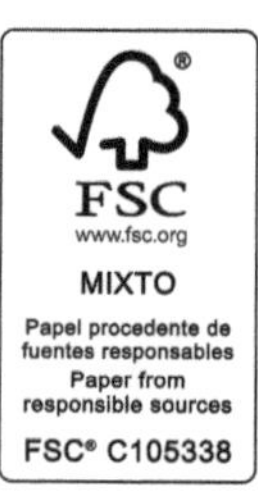

© Paul Enders, 2021– 2nd Edition

Impresión y editorial: BoD – Books on Demand
info@bod.com.es - www.bod.com.es
Impreso en Alemania – Printed in Germany

ISBN: 978-8-4137-3336-4

Introdução

Ao utilizar este livro, você aceita este aviso legal na íntegra.

Nenhum conselho

O livro contém informações. As informações não são conselhos e não devem ser tratadas como tal.

Se julga estar a sofrer de alguma condição médica, você deve procurar assistência médica imediata. Você nunca deve adiar a procura de aconselhamento médico, desconsiderar o aconselhamento médico ou descontinuar tratamentos médicos baseado na informação do livro.

Sem representações ou garantias

Na extensão máxima permitida pela lei aplicável e sujeita à secção abaixo, nós excluímos todas as representações, garantias e compromissos relacionados com o livro.

Sem prejuízo da generalidade do parágrafo anterior, nós não representamos, realizamos ou garantimos:

- que a informação no livro é correta, precisa, completa e não enganosa;

- que o uso da orientação no livro irá levar a qualquer determinado desfecho ou resultado.

Limitações e exclusões de responsabilidade

As limitações e exclusões de responsabilidade estabelecidas nessa secção e noutras partes deste aviso: estão sujeitas à secção 6 abaixo; e governam todas as responsabilidades decorrentes do aviso ou em relação ao livro, incluindo responsabilidades decorrentes de contrato, por ato ilícito (incluindo negligência) e por violação do dever estatutário.

Nós não seremos responsáveis perante você em relação a quaisquer perdas decorrentes de qualquer evento ou eventos além do nosso controle razoável.

Nós não seremos responsáveis perante você em relação a quaisquer perdas comerciais, incluindo, sem limitação, perda de ou danos nos lucros, rendimentos, receitas, uso, produção, poupanças antecipadas, negócios, contratos, oportunidades comerciais e património de marca.

Nós não seremos responsáveis perante você em relação a qualquer perda ou corrupção de quaisquer dados, bases de dados ou software.

Nós não seremos responsáveis perante você em relação a quaisquer danos ou perdas consequentes, indiretas ou especiais.

Exceções

Nada neste aviso deve: limitar ou excluir a nossa responsabilidade pela morte ou danos pessoais resultantes de negligência; limitar ou excluir a nossa responsabilidade por fraude ou representação fraudulenta; limitar qualquer uma das nossas responsabilidades de uma forma que não é permitida ao abrigo da lei aplicável; ou excluir qualquer uma

6

das nossas responsabilidades que não podem ser excluídas ao abrigo da lei aplicável.

Divisibilidade

Se uma secção deste aviso for determinada por qualquer tribunal ou outra autoridade competente como sendo ilegal e/ou inaplicável, as outras secções deste aviso continuam em vigor.

Se qualquer secção ilegal e/ou inaplicável for legal ou aplicável se uma parte for eliminada, essa parte será considerada para eliminação e a restante secção irá continuar em vigor.

Lei e jurisdição

Este aviso será regido e interpretado em concordância com as leis suíças e quaisquer disputas relacionadas com este aviso estarão sujeitas à jurisdição exclusiva dos tribunais da Suíça.

O que é Apiterapia?

Temos ouvido falar da fitoterapia, da medicina holística, aromaterapia e muitas outras. Mas você já ouviu falar da Apiterapia, que tem sido usada para tratar muitas doenças graves? A apiterapia é o uso medicinal de produtos que são feitos e produzidos pelas abelhas do mel. 'Apis' é uma palavra com origem no latim, e significa "A abelha". Assim, não há dúvidas de que Apiterapia certamente significa "A terapia da abelha".

Entre os muitos produtos das abelhas do mel, os que são usados mais comumente em nossas vidas são o veneno de abelha, mel, pólen, geleia real, próprolis e a cera de abelhas. Diferentes terapias que utilizam esses produtos apícolas existem há milhares de anos, e alguns tratamentos são tão antigos quanto a medicina humana e a Ayurveda.

Embora o veneno de abelha seja o mais conhecido na Apiterapia, é importante saber que o veneno de abelha não é o único produto usado nela. O uso de todos os outros produtos apícolas é um dos principais conceitos neste método de tratamento milenar. O uso do veneno de abelha também é chamado de "terapia das picadas de abelha" e é um sub-ramo da Apiterapia.

Na Apiterapia, combinações de muitos produtos apícolas são usadas com muita frequência. Há também uma enorme quantidade de vezes em que esses produtos são misturados a outros, como óleos essenciais, ervas e outros ainda, em diferentes tratamentos. Além disso, esses tratamentos mostraram que o uso de produtos apícolas aumenta a efetividade de outros produtos quando são combinados.

Com a descoberta do poder dos produtos apícolas pela ciência moderna, muitos médicos prestaram atenção na Apiterapia. Na verdade, alguns médicos recomendam que seus pacientes tentem este método de tratamento para ter um resultado melhor. Surpreendentemente, muitas pessoas tiveram suas condições médicas tratadas e apresentaram resultados muito bons. Você provavelmente pode saber sobre o mel de abelha e utilizá-lo em feridas, alimentos e diversas outras aplicações. Mas você já ouviu falar do uso de picadas de abelha para tratar uma doença? Você poderia imaginar como o veneno de abelha, que consideramos ser prejudicial, pode de fato ajudar a curar uma condição que antes era muito difícil de ser tratada? Se não, aqui está este livro; estamos prontos para revelar todos os segredos de todo e cada um dos produtos das abelhas.

Este livro lhe fornecerá conhecimento suficiente sobre o uso de produtos da abelha do mel como método de tratamento de diferentes doenças. Ter conhecimento sobre os diferentes métodos de tratamento pode ser realmente bom, e saber o que é a Apiterapia e como ela funciona vai te ajudar a descobrir as vantagens deste método de tratamento. Este livro também irá prepará-lo melhor antes de começar um tratamento de Apiterapia, se você já decidiu experimentá-lo.

História da Apiterapia

A história da Apiterapia remonta aos tempos atigos. As antigas artes rupestres dos primeiros caçadores mostram que eles usavam o mel como uma fonte medicinal natural. Desde então, o homem usa o mel das abelhas para tratar muitas condições de saúde, e até hoje é possível ver que o mel se tornou um ingrediente muito importante em nossas dietas de perda de peso e desintoxicação. O uso do mel também é mencionado em escrituras Hindu, incluindo Veda. Em documentos, é mencionado que o uso do mel era uma coisa comum na vida dos humanos há 4000 anos.

O mel era extensivamente usado no Egito. A literatura histórica mostra que eles usavam o própolis para fazer artesanatos. Os Egípcios também o usavam para embalsamar seus mortos. Broffman, em 1999 mencionou que os antigos atletas Gregos usavam o mel para aumentar sua energia. Pling, sendo um dos estudiosos Romanos, mencionou as propriedades de cura do própolis em sua literatura publicada (Stangaeiu) em 1999. Ele dizia que o própolis reduz o inchaço, reduz a dor e cura ferimentos.

Quando se trata do veneno de abelha, a 'medicina da picada de abelha' era praticada na Grécia antiga, no Egito e na China. Esses três países tinham os sistemas médicos mais bem desenvolvidos daquela época. O grande medico Grego, 'Hipócrates' – 'o pai da medicina', também reconheceu o poder de cura do veneno de abelha e o usou para tratar artrite e outros problemas das articulações.

O estudo moderno da Apiterapia começou quando o médico Austríaco Philip Terc publicou o relatório sobre a conexão entre o veneno de abelha e o reumatismo, em 1888. Bodog Beck, que seguia Terca, trouxe a Apiterapia para os EUA. A popularidade mais recente tem sido creditada a Charles Marz, que é um apicultor de Vermont. Muitos membros da Sociedade Americana de Apiterapia foram inspirados por Mraz.

As Abelhas do Mel

Abelha do mel ou Apis mellifera é um membro do gênero Apis, e é primariamente caracterizado pela produção e armazenamento de mel. Elas também são distinguidas pela construção de seus ninhos com cera.

Esses animais tem cerca de 2cm de comprimento, e tem coloração marrom avermelhada e preta com anéis amarelo alaranjados. A maioria das abelhas são operárias, mas também há as abelhas de sexo masculino, chamados de 'zangão.

Uma única colméia pode ter até 80,000 abelhas, e a maioria dessas são operárias. Uma colméia é governada pela abelha rainha. Ela é a maior de todas e é a única que acasala. As outras abelhas fêmeas trabalham, enquanto os zangões só ficam por perto. O único propósito das abelhas macho é acasalar com a rainha. Mas as abelhas operárias têm que realizar todo o trabalho dentro e fora da colméia, como produzir cera, cuidar dos filhotes de abelha, limpar a colméia, construir o favo de mel, fazer o mel e armazenar pólen, assim como coletar néctar e pólen.

Enquanto as abelhas comem néctar, a abelha rainha come geléia real – uma pasta feita pelas operárias, especialmente para a rainha.

Uma abelha operária coleta néctar das flores. Elas bebem tanto quanto podem e então voltam para a colmeia e transferem-no para outra abelha operária, que o segura na língua até que a água evapore e se torne o mel, que em seguida é armazenado na colméia. Esse mel armazenado é consumido pelas abelhas no inverno, quando não há comida.

O veneno da abelha é produzido por uma glândula de veneno em seu abdômen. Na verdade, as picadas de abelha não são realmente perigosas para as pessoas que não são alérgicas ao veneno.

O pólen coletado pelas abelhas também é armazenado nas colméias. Os humanos usam esse pólen como um suplemento para ter melhor saúde.

O própolis também é outro famoso produto das abelhas. Ele também é conhecido como cola de abelha e é produzido a partir de resinas, são de árvore e brotos. O própolis também é usado pelos humanos como suplemento e como um ingrediente cosmético.

Os medicamentos naturais na Apiterapia

Quase todos os incríveis produtos das Abelhas do mel são utilizados pelos humanos, devido a suas propriedades medicinais, nutricionais e cosméticas. É por isso que todos esses produtos são usados para tratar muitas condições médicas na Apiterapia. Vamos dar uma olhada nas características e usos de cada um dos produtos das abelhas;

Mel

O mel é um líquido consistente dourado, produzido pelas abelhas. O processo de produção do mel é realmente incrível. É necessário o esforço de muitas abelhas para coletar néctar, convertê-lo em mel e armazená-lo nas colméias.

O néctar coletado é misturados com enzimas, e assim, sua composição química e pH se transforma em um estado mais adequado para armazenamento por longos períodos de tempo. Mas, essas mudanças também têm um grande valor para a Apiterapia, em que diferentes tratamentos são realizados. O pH comum do mel varia entre 3.4-6.1 e contém muitos ácidos, tanto orgânicos quanto aminoácidos. Eles variam de acordo com a fonte do néctar a partir do qual o mel é feito. Os ácidos orgânicos do mel são o fórmico, acético, butírico, sucínico, palmático, caprônico, valérico, propiônico, málico e piroglutâmico.

O mel ganha sua doçura dos monossacarídeos presentes nele. O mel contém frutose e glicose. Mas a frutose é o principal componente, com até 60%. Na Grécia antiga, o mel era o principal adoçante utilizado.

A maioria dos microorganismos não crescem no mel, pois seu contéudo de água é muito baixo. Assim, o mel também é um bom absorvente de água.

O mel tem sido usado para fins medicinais há mais de mil anos, em muitas partes do mundo. O mel puro, que não é processado, é não apenas um alimento saudável como também um excelente remédio, que pode ser usado internamente e topicamente também.

A frutose e os outros monossacarídeos presentes no mel são fáceis de digerir, e o conteúdo de glicose no mel é bastante baixo. Isso o torna uma excelente escolha para os diabéticos, pois apenas uma pequena quantidade de insulina é necessária para metabolizar os açúcares.

A maioria das indicações para o consumo oral do mel inclui distúrbios como a insônia, anorexia (perda de apetite), úlceras estomacais e intestinais, constipação, osteoporose e laringite. Novas pesquisas feitas na Arábia Saudita mostraram que a indigestão crônica pode ser reduzida pelo mel. O mel também pode curar inflamações gastrointestinais. A *Helicobacter pylori* é uma das principais razões para úlceras estomacais, e o mel Manuka, da Nova Zelândia, comprovadamente inibe esses microorganismos. O mel Manuka é usado internamente assim como externamente nas bolhas causadas por infecções de Herpes Zóster.

Além disso, há muitas pesquisas que confirmam que o mel age como antibiótico, antifúngico e antivírus.

A aplicação externa do mel é usada para tratar pele seca, eczema, micoses, ferimentos nos lábios e ferimentos como assaduras, queimaduras e cortes. Nos países como a Alemanha e a França, os médicos consideram o mel um tratamento de primeira linha para queimaduras superficiais, e também para lesões profundas, como os abcessos. Muitas pessoas experimentaram o poder de cura mágico do mel, e dizem que suas feridas tratadas com o mel se curaram mais rápido e com menos cicatrizes do que com os outros tratamentos convencionais.

Hoje, com as bactérias resistentes a antibióticos se tornando cada vez mais importantes e representando um sério problema para o tratamento de infecções, a apiterapia oferece um método muito eficaz de tratar infecções utilizando o mel. Os exames de laboratório e estudos clínicos mostraram que o mel é um antibiótico de amplo espectro, mas não tem efeitos colaterais no tecido da ferida. A atividade antibacteriana do mel adicionalmente leva ao rápido desbridamento (desbridamento autolítico), então o cheiro desagradável das feridas desaparece. Além disso, o mel mantém a hidratação da área circundante dos tecidos, e assim, a ferida se cura rapidamente. As propriedades anti-inflamatórias reduzem a dor, inchaço e as secreções da ferida.

O mel é o melhor remédio conhecido para dor de garganta, tosse e coriza. O leite com mel é uma receita tradicional na Ásia, e o chá com mel é ainda mais eficaz. Alternativamente, tomar uma colher de mel a cada manhã definitivamente garante que sua imunidade seja forte o suficiente para lutar contra infecções sazonais.

O mel puro também é outro antiséptico, já que é um agente hidrofílico que absorve a água nos microorganismos, desidratando-os. A glicose-oxidase no mel produz peróxidos de hidrogênio, que também são excelentes antisépticos.

Própolis

O própolis também é conhecido como cola de abelha. É uma mistura resinosa que as abelhas coletam a partir de fluxos de seiva e brotos de árvores. O própolis realiza diferentes funções na colmeia, como fechar lacunas, se necessário, cobrindo a entrada, desinfetar células e manter a estelerilidade da colmeia, envolver agentes estranhos que são potencialmente perigosos para a colmeia.

As substâncias usadas para produzir o própolis são coletadas na primavera, a partir de diferentes árvores como o amieiro, bétula, álamo e outros. Estas substâncias são, ainda, processadas por enzimas de abelhas. Os cientistas ainda não conseguiram estabelecer com precisão o mecanismo de produção do própolis. De qualquer forma, tudo o que eles sabem é que a cola de abelha tem uma composição química muito complexa. É constituída por 16-50 classes de substâncias orgânicas! É composto por várias resinas, óleos, álcoois, proteínas e cera, pólen, vitaminas, açúcares e outros ingredientes. Este produto apícola contém acaricidas lipofílicos, que são um pesticida natural que mata os ácaros.

Entre a enorme diversidade de componentes químicos que a cola de abelha contém, a viscidona, naftoquinona, ácido sinapínico, ácido isoferúlico, ácido caféico e crisina são seus principais componentes. O teor dos componentes químicos pode variar de acordo com a região onde a colmeia de abelhas está localizada. Por exemplo, o própolis Brasileiro contém uma quantidade elevada de isoflavonóides e medicarpinas, enquanto o própolis da Nova Zelândia contém galangina e pinocembrina como seus flavonóides.

O própolis pode ter cor marrom escura com tons de verde, vermelho, preto e branco, e é pegajoso e acima da temperatura ambiente (cerca de 20°C). Em temperaturas mais baixas, o própolis se torna duro e quebradiço. O congelamento (0°C ou inferior) dá ao própolis fragilidade. Esta propriedade é usada na preparação de soluções alcoólicas e oleosas: o própolis congelado é esfregado em um fino ralador de metal, formando uma migalha pequena, facilmente solúvel.

O própolis é dividido em macio ou duro: O própolis macio é considerado de maior qualidade, o apicultor recolhe-o entre as armações e o quadro perto das células, que contém poucas impurezas e, especialmente, pouca cera. O própolis sólido contém mais impurezas e cera, e é considerado como de baixa qualidade. O apicultor recolhe-o onde ele tapa buracos, no fundo da colmeia.

O própolis tem um cheiro perfumado, como o cheiro de brotos de choupo e bétula, mel, cera e baunilha. Ele também tem gosto amargo, e a mastigação prolongada causa uma ligeira sensação de ardor na boca.

O própolis tem uma densidade de 1.11-1.18, que é um pouco mais pesada do que a da água. No entanto, ele não afunda na água, devido ao elevado teor de cera. O própolis é bem misturado com cera. É facilmente solúvel em éter de petróleo, álcool 70% e 96%, gasolina, clorofórmio, terebintina, acetona, petrolato, gorduras vegetais e animais, amônia líquida, ácido acético. Isso é relevante para a fabricação de soluções medicinais.

O própolis é quase insolúvel em água, e sua fração solúvel em água é 13% melhor quando é aquecido. O própolis derrete a 80-104°C, enquanto a cera derrete a 62-72°C. A diferença no ponto de fusão é utilizada pelos apicultores para limpar o excesso de cera do própolis.

O método de congelamento está sendo utilizado para separar a cera do própolis, já que a cera confere uma maior fragilidade ao própolis.

Hoje os médicos estão cada vez mais falando sobre as propriedades curativas das própolis e d outros produtos apícolas.

A principal propriedade medicinal do própolis é a sua ação antibiótica, que se aplica a uma grande variedade de microorganismos (vírus, bactérias e protozoários). Na verdade, é considerado um antibiótico de amplo espectro, que pode matar muitas bactérias. Esta é a principal razão para a sua utilização na medicina. A vantagem do uso de própolis como um agente antimicrobiano é que o uso intermitente não causa qualquer resistência microbiana e não afeta a composição da microflora intestinal. Assim, não existe o risco de desenvolver disbiose.

Quando o própolis é administrado juntamente com antibióticos sintéticos (penicilina, estreptomicina, tetraciclina, neomicina, monomitsina, oleandomicina, polimixina), observa-se que o própolis aumenta a eficácia desses últimos.

A medicina científica reconheceu oficialmente o própolis como um agente terapêutico no século XIX, embora haja referências a ele até mesmo no tempo dos antigos Incas (que o usavam no tratamento de pacientes que tinham febre) a partir de Avicena (ele chamava o própolis de cera preta), etc. No século 20 começaram os estudos clínicos e experimentais intensivos do própolis e, em seguida, como um resultado, os medicamentos que têm o própolis como o agente principal começaram a ser produzidos.

O uso do própolis se expandiu rapidamente pela Europa Oriental, e ele agora é amplamente utilizado em muitos países ao redor do mundo. Normalmente, é usado sob a forma de tintura ou pomada. Atualmente, o própolis é objeto de intensa pesquisa, a fim de se obter mais informações sobre as suas propriedades terapêuticas.

Hoje, o própolis é incluído no Registro do Estado de medicamentos autorizados para uso na medicina. O uso do própolis como um medicamento baseou-se nos dados recolhidos por numerosos estudos que permitiram aos médicos descobrir a grande quantidade de propriedades que continha. Vamos dar uma olhada em quais são elas;

- Ele previne o desenvolvimento de processos de putrefação e ajuda na morte microbiana. Graças a estas propriedades, tem sido amplamente utilizado na medicina como agente anti-microbiano e anti-inflamatório. Ele influencia não só os microorganismos, mas também aumenta a atividade fagocítica das células do sistema imunológico, que englobam e removem o material estranho do corpo

- É capaz de suprimir a atividade e destruir uma grande variedade de organismos, incluindo bactérias, vírus, protozoários (trichomonas), candidíase, vírus da gripe e hepatite. Ele não só inibe o seu crescimento como também é capaz de prevenir o desenvolvimento da infecção viral no corpo. Por isso, o própolis também tem propriedades antivirais.

- Os ácidos presentes no própolis, como o ferúlico, cafeico e benzóico, são substâncias biologicamente ativas. Eles exibem um efeito antibacteriano pronunciado. Assim, de acordo com os cientistas, o ácido ferúlico inibe ativamente o crescimento de ambos os microorganismos, gram-positivos e gram-negativos. Além disso, os ácidos fenólicos possuem propriedades adstringentes que ajudam na cicatrização de feridas e úlceras. Estudos recentes têm mostrado que estes compostos atuam como agentes diuréticos, fortalecem os vasos capilares e têm substâncias anti-inflamatórias.

- Ele estimula o sistema imunológico. Melhora o nível de gama globulinas no corpo (a chamada imunidade específica contra certos fatores). Isso pode salvá-lo de infecções virais, tais como herpes, gripe, hepatite, encefalite e outras.

- Possui um forte efeito anestésico. A adição de própolis a uma solução de álcool aquosa 0,03% ou à cocaína e novocaína aumenta consideravelmente a profundidade e a duração da sua ação.

- Em doses muito pequenas - 0,1mg/kg, o própolis inibe a agregação (adesão) de plaquetas e, assim, desempenha um importante papel na prevenção e tratamento da trombose dos vasos saguíneos.

- Em alta concentração, ele inibe o crescimento de bactérias gram-negativas que crescem nas feridas.

O uso medicinal do própolis é uma parte da apiterapia. Ele é tomado por via oral para doenças como problemas de estômago, doenças cardiovasculares (infarto do miocárdio - promove a reabsorção de cicatriz no músculo cardíaco), para fortalecer as paredes dos vasos sanguíneos quando estas estão altamente suscetíveis a fraturas, para normalizar processo de coagulação do sangue, em veias varicosas e na tromboflebite

Embora tenha um efeito fraco e exija a utilização de um adjuvante, o própolis é recomendado no tratamento de doenças respiratórias. O própolis também é aplicado topicamente no tratamento de doenças da pele, tais como a psoríase (na psoríase, é dado ao paciente um comprimido oral de própolis de 0,3g - 3 vezes por dia), bem como no eczema, feridas (inclusive infectadas), queimaduras e congelamento.

O própolis é usado para enxaguar bocas com doenças inflamatórias dos tecidos periodontais, e também pode ser enterrado nos ouvidos com otite. Algumas pessoas infectadas lavam os olhos com uma solução aquosa misturada ao própolis. Quando utilizado para tratar a catarata, o própolis ajuda a restaurar a lente transparente normal do olho.

Muitas pessoas se cofundem achando que o própolis é a cera de abelha. NÃO! O própolis é feito a partir de brotos de árvorre para preencher as rachaduras nas colméias, enquanto a cera de abelha é feita daquilo que é secretado pelas glândulas de cera das abelhas, e é usada para fazer as células do favo de mel.

A cera de abelha é o segundo produto mais importante da apicultura. Esta substância ativa tem um número de propriedades únicas. Não há nenhum substituto sintético descoberto que pode atuar da mesma maneira que a cera de abelha. Afinal, a cera de abelha tem uma vasta gama de ações, é inofensiva ao corpo e desempenha um papel extremamente importante na manutenção da nossa saúde e beleza.

A cera de abelha tem sido utilizada há muito tempo na medicina. Mesmo em tempos antigos, ela era conhecida por suas propriedades anti-inflamatórias, emolientes e de cicatrização de feridas. O médico proeminente e cientista Abu Ali Ibn Sina (Avicena) recomendou o uso da cera como um meio de melhorar a lactação em mulheres que estão amamentando e como expectorante atenuante da tosse.

A cera de abelha fresca é considerada a mais benéfica. Estudos científicos modernos confirmam que a cera de abelha possui propriedades curativas notáveis. É amplamente utilizada na indústria farmacêutica e cosmética.

Esta cera é insolúvel em água e pouco solúvel em glicerol e etanol. A quantidade de cera produzida depende da intensidade da ninhada. Durante o ano, uma família forte de abelhas pode dar até 7 kg de cera. O revestimento da cera depende da qualidade das matérias-primas e do método de processamento da cera. Se a flor dá néctar de cor clara, a cera de abelha é escura, e vice-versa.

A cera inclui cerca de 300 compostos diferentes, entre os quais os ésteres, hidrocarbonetos, ácidos graxos livres, aromáticos, água, corantes, minerais e outras substâncias desempenham um grande papel. A base da cera é composta de ésteres (75%) que são formados por ácidos palmítico, melissico, e álcoois Ceryl. Além disso, a cera contém ácido cerótico, oleico e álcoois. Os ácidos cerótico e melissico - a parte mais ativa da cera - podem reagir com a maioria dos metais e álcalis.

As substâncias aromáticas passam para a cera principalmente a partir de mel e, por conseguinte, o aroma é determinado pela planta da qual o néctar é recolhido. A cera se dissolve em clorofórmio, gasolina, terebintina e outros.

A cera de abelha é um material muito resistente e pode ser armazenada durante centenas de anos sem perder as suas propriedades. Assim, nas pirâmides egípcias antigas, os arqueólogos encontraram pedaços de cera que mantiveram a sua alta qualidade, mesmo depois de centenas de anos.

A cera de abelha é usada na medicina tradicional e oficial. É usada sob a forma nativa e também como um componente dos adesivos, pomadas, supositórios, cremes, pomadas e máscaras. Devido à sua inércia química, uma boa cera é compatível com muitas substâncias e muitas vezes amplifica o seu efeito terapêutico positivo. A porcentagem de cera que é incluída na formulação é geralmente pequena, mas o papel que desempenha é muito amplo.

As velas de cera, assim como uma máscara de cera e mel, tem propriedades anti-inflamatórias, cicatrizantes e calmantes e, portanto, eram usadas no antigo Egito. Hipócrates recomendava a aplicação de uma camada de cera no pescoço para a dor de garganta e amigdalite. Os médicos antigos usavam cera de abelha e mel como um compressor de fraturas.

A cera de abelha como uma base ou como um aditivo (conservante, um agente melhorador da viscosidade) é utilizada na produção de pomadas, cremes e etc. Estas emulsões, em conjunto com as outras substâncias biologicamente ativas, melhoram o estado geral da pele, promovem a cura das lesões (feridas, inflamações, úlceras, queimaduras, térmicas e UV, congelação), estimulam o crescimento dos tecidos e previnem o envelhecimento prematuro e as mutações que causam uma condição pré-cancerosa.

A cera de abelha é especialmente eficaz em combinações, combinações com outros produtos apícolas e plantas medicinais. Em particular, a cera de própolis é um componente de muitas pomadas para problemas oculares.

A cera é bem absorvida pela pele e confere a ela uma aparência delicada, por isso é amplamente utilizada na medicina estética. A máscara de cera hidrofóbica protege o rosto e as mãos da água, ácidos e álcalis. Ao mesmo tempo, ajuda a reter a umidade na pele e evita que ela resseque.

Mastigar favos de mel de abelha, incluindo, além de mel e cera, o própolis e pólen, mecanicamente limpa a cavidade oral e a superfície dos dentes e fortalece as gengivas e os dentes, limpa bolsas gengivais de pus com periodontite, asma e doenças inflamatórias do nariz e seios nasais . Além disso, a mastigação da cera com mel ajuda as pessoas a parar de fumar.

Uma maneira tradicional de tratar a febre do feno desde o início é mastigar favo de mel.

Mastigar favos de mel ou doce de mel e cera, por outro lado, aumenta a secreção de saliva e sucos gástricos e, assim, melhora a secreção de enzimas, o movimento do intestino e processos metabólicos. Ela também favorece a normalização da circulação sanguínea e desempenho muscular.

A cera presa no estômago é quase absorvida pelo corpo, mas atua como um lubrificante e tem um efeito positivo sobre os intestinos. No entanto, há evidências do sucesso da utilização de cera dentro do tratamento de colite espástica. Além disso, a cera é, até certo ponto, um absorvente que absorve e excreta substâncias tóxicas.

Esfregar cera derretida nos pontos de acupuntura é útil para doenças oclusivas - doença dos vasos sanguíneos periféricos do sistema circulatório (geralmente os membros inferiores).

A capacidade da cera de reter o calor por um longo período de tempo ajuda a aliviar a dor durante osteocondrose, adnexite, artrite e etc. Pacotes de cera são utilizados com o mel e o pólen para o tratamento de pacientes com poliartrite.

Há informações práticas sobre o uso bem sucedido de cera e mel no tratamento de queimaduras oculares causadas por álcalis cáusticos. Na odontologia, a cera é usada para fazer impressões de dentaduras.

O teor de vitamina A na cera de abelha é muito mais elevado do que nas cenouras. A quantidade de caroteno em 100 g de cenouras é de apenas 2,9 mg, enquanto em 100g de cera de abelha, há cerca de 8-12 mg.

O uso de cera da abelha em cosméticos torna o produto cosmético mais natural e de maior qualidade.

Pólens

As abelhas voando de flor em flor carregam pólen em seus corpos, e esses pólens contêm substâncias biologicamente ativas.

As proteínas nesses pólens contém muitos aminoácidos essenciais, como a alanina, ácido glutâmico, fenilalanina, triptofano, cisteína, prolina, ácido aspártico e etc. Os pólens contêm mais aminoácidos essenciais do que o leite.

Os lipídios que os pólens possuem são gorduras e substâncias semelhantes à gordura (fosfolipídios, fitoesteróis e outros). A composição de gordura compreende os ácidos láurico, mirístico, palmítico, esteárico, araquídico, oleico, linoleico, linolénico, e outros ácidos graxos. Os ácidos graxos complexos, tais como o ácido linoleico, linolénico e araquidónico são essenciais na regulação de processos hormonais nos humanos. Estes ácidos graxos são capazes de neutralizar a aterosclerose e reduzir o nível de colesterol no sangue.

Os fosfolípideos do pólen são essenciais no processo de regeneração de células do corpo humano. Os fosfolípideos são os principais componentes das membranas celulares humanas e têm um papel ativo no metabolismo.

O pólen contém grandes quantidades de flavonóides e ácidos fenólicos. Estes compostos têm um amplo espectro de ação sobre o corpo humano, tais como a proteção vasos sanguíneos, ações anti-inflamatórias, radioprotetoras, antioxidantes, colerética, diurética, anti-tumor e muitas outras.

Uma proporção significativa dos carboidratos no pólen consiste em glicose e frutose - monossacarídeos que podem ser facilmente metabolizados. O pólen também contém muitas vitaminas, tais como o caroteno, tiamina, riboflavina (B2), ácido nicotínico (B5, PP), ácido pantoténico (B3), piridoxina (B6), biotina (H), ácido fólico (B9), inositol e vitamina C.

A rutina é outra substância importante. O pólen contém uma grande quantidade deste composto. A rutina previne doenças do coração, fortalece as paredes dos vasos capilares e assim melhora a atividade cardiovascular.

As substâncias antibacterianas contidas no pólen ajudam o sistema imunológico do corpo e o estimula a lutar contra vírus, germes e bactérias.

Também foi descoberto que o pólen tem propriedades hormonais, ou seja, 'fitormônios'.

Os macro e microelementos de pólen compreendem potássio, fósforo, cálcio, magnésio, cobre, ferro, silício, enxofre, cloro, titânio, manganês, bário, prata, ouro, paládio, vanádio, tungstênio, irídio, cobalto, zinco, arsênio, estanho, platina, molibdênio, cromo, cádmio, estrôncio, urânio, alumínio, tálio, chumbo, berílio, e outros. Eles são essenciais em processos fisiológicos e bioquímicos no corpo.

Na medicina popular, o pólen é conhecido como um meio de propriedades multilaterais de cura. Mais pesquisas médicas importantes sobre as qualidades nutricionais do pólen foram realizadas pelos cientistas franceses Remy Chauvin e Alain Kaya.

Durante de dois anos, Chauvin deu pólen de abelha para animais e insetos de teste, e obteve alguns resultados interessantes, como o rápido desenvolvimento, ganho de peso e crescimento, uma maturação mais rápida, vida mais longa, e melhor nutrição.

O pólen certamente desempenha um papel benéfico no desenvolvimento adequado do corpo e ajuda a restaurar seu estado normal. Em um Congresso Internacional realizado em Copenhagem, em 1954, foi relatado que o uso de pólen em até 3 colheres por dia fortalece o sistema de defesa do organismo e aumenta o peso.

Sabe-se também que o pólen funciona bem no canal gastro-intestinal e previne a diarreia e colite. Em crianças, após o consumo de pólen, a contagem de células vermelhas do sangue aumenta rapidamente, eliminando qualquer estado de anemia.

Professor Chauvin também foi capaz de destacar as atividades antimicrobianas do pólen.

O pólen regula a função intestinal na prisão de ventre, bem como nos casos de diarreia crónica, que pode ser insolúvel ao tratamento com antibióticos. Foram obtidos bons resultados em relação ao tratamento da colite usando pólen.

O pólen pode ajudar os pacientes com hipertensão, reduzindo tanto a pressão arterial sistólica quanto a diastólica. O pólen também pode ser usado na prática cirúrgica no tratamento de vários ferimentos. Existem muitos produtos cosméticos que são fabricados utilizando extrato de pólen, no qual a integridade de um complexo de vitaminas, lípideos, corantes, e oligoelementos preserva. Tais cremes têm não apenas um efeito nutricional sobre a pele, mas também causa a regeneração celular.

O pólen promove a excreção de várias toxinas, tais como nitratos e fluoretos, incluindo aqueles que entram no corpo através de muitas drogas. Assim, isto é especialmente significativo no tratamento do câncer, em que a quimioterapia é extremamente agressiva e a ingestão do pólen pode reduzir o efeito tóxico.

O pólen tem um efeito radioprotetor e anti-tumor. É clinicamente provado que o pólen retarda o crescimento de tumores e qualquer efeito negativo que possa conduzir a este processo patológico. Se utilizado como auxiliar, ele aumenta a probabilidade de tratamento de pacientes com câncer.

Os compostos fenólicos do pólen (flavonóides, ácidos fenólicos) têm um efeito antioxidante pronunciado. Isso afeta a recuperação de processos metabólicos, incluindo envelhecimento, e torna o consumidor mais ativo do que antes.

O pólen estimula e normaliza a atividade do sistema endócrino, ativa a produção de insulina no pâncreas, com o qual ele pode ser usado no tratamento de diabetes, hepatite e colite. A presença de iodo permite a sua utilização no tratamento de bócio (doença da tiróide).

A vida do homem moderno, em maior ou menor extensão, está constantemente exposta a sobrecarga emocional e estresse. Isso leva ao aparecimento de doenças neurológicas e psicológicas, como depressão, insônia, esgotamento nervoso, colapsos mentais e violação do ritmo biológico do corpo. A ingestão de pólen em doses padrão tem um impacto positivo para todas estas condições.

Geleia Real

A geleia real ("geleia real") é produzida pelas abelhas operárias jovens para alimentar as larvas de abelhas e a abelha rainha. É uma substância pastosa branca-amarelada, de cheiro agradável e gosto característico azedo-pungente. Nos primeiros três dias da vida das larvas de abelha, elas comem apenas geleia real pura, e então são alimentadas com mel, pólen e água. Mas a abelha rainha, diferente das abelhas operárias, come apenas geleia real desde seus primeiros até os seus últimos dias.

A geleia real contém vitaminas, minerais e substâncias biologicamente ativas, que mantém a abelha rainha forte e saudável. É devido a essa diferença que as abelhas operárias vivem apenas cerca de 60-80 dias, enquanto a abelha rainha vive por cerca de 5-7 anos.

Atualmente, assim como há muitos séculos, a geleia real é muito cara, já que a coleta de produtos apícolas é um processo que exige bastante tempo e dura apenas algumas semanas por ano (nos tempos antigos, essa geleia real cara só podia ser compradas pelos reis e realeza).

Por seu valor nutricional e biológico, a geleia real é altamente nutritiva, mais do que o pólen de abelha e outros produtos apícolas, e mais também do que o leite de vaca (normalmente, a quantidade de vitaminas, proteínas, gorduras e carboidratos presentes na geleia real é várias vezes maior do que no leite de vaca).

A geleia real contém cerca de 60% de água, 15-18% de proteínas (principalmente albumina e globulinas, similares às proteínas do soros), 12-19% carboidratos (glicose, frutose, sacarose), 3-5,7% gordura (incluindo esteróides, gliceróides, fosfolipídeos, ácidos graxos - sucínico, palmítico, esteárico, deceno, etc.) A composição da geleia real também contém ácidos nucleicos (incluindo adenosina, ácido ribonucleico e desoribonucleicos) ácidos orgânicos, vitaminas (B1, B2, B3, B5, B6, B7, B12, B15, E, A, D, C), macro e microelementos (potássio, sódio, cálcio, magnésio, ferro, manganês, zinco, cobre, níquel, cobalto, crômio, enxofre, silicone, etc.), hormônios (testosterona, estradiol, progesterona), enzimas (amilase, catalase, invertase, protease, fosfatase, colinestersa, etc.) acetilcolina e outras substâncias biologicamente ativas.

Os aminoácidos das proteínas da geleia real são similares aos da proteina da carne, do leite e do ovo, mas contém um quantidade muito maior de lisina, prolina, aspártico e glutâmico do que essas. O aminoácido prolina contribui para a melhoria da capacidade cognitiva e é benéfico para as articulações. Os aminoácidos aspártico e glutâmico têm um efeito hepatoprotetor e são necessários para o pleno desenvolvimento e funcionamento do cérebro. O aminoácido lisina na geleia real melhora a absorção de cálcio, melhora a eficiência da regeneração dos tecidos danificados, está envolvido na síntese de proteína colágeno natural, que dá elasticidade à pele, vasos sanguíneos e cartilagem, e participa na síntese de hormônios, enzimas e anticorpos que desempenham um papel importante na defesa do hospedeiro.

A biotina é também um dos componentes mais importantes da geleia real. É responsável pela regulação da glicose e colesterol no sangue. A biotina também melhora a pele, cabelo e unhas, desempenha um papel importante na síntese de hemoglobina. As consequências de uma constante falta de biotina no corpo podem ser manifestadas na forma de seborreia, caspa, perda de cabelo, unhas quebradiças, letargia, anemia, fraqueza muscular, perda de apetite, sonolência, dermatite e perturbação das funções do sistema nervoso.

Em relação à adoção natural, a geléia real melhora a estabilidade do corpo humano aos efeitos adversos de vários fatores ambientais, como o frio, calor, as alterações climáticas ou a pressão atmosférica, poluição atmosférica e aquática, a exposição à radiação ionizante, agentes patogênicos, toxinas e sais de metais pesados.

Há muitos valores medicinais da geleia real, e agora, vamos dar uma olhada neles;

- Tem efeito bacteriostático, bactericida e antiviral. Este produto da apiterapia é muito eficaz na luta contra microorganismos patogênicos. Isto deve-se principalmente à presença de gamaglobulina, germitsidina, zinco e aminoácido lisina na geleia real das abelhas.

- Ela melhora o apetite e o sistema digestivo. A acetilcolina e ácido orgânico magnésio na geleia real melhora o peristaltismo do estômago e do intestino. Devido aos componentes, tais como fosfolípidos, aminoácidos, arginina, treonina, metionina, ácido aspártico e glutâmico, a geleia real tem um efeito protetor no fígado e evita o desenvolvimento de gordura no fígado. A geleia real é rica em vitamina B5, e também ajuda a acelerar a cicatrização das alterações erosivas e ulcerativas das membranas mucosas do trato gastrointestinal.

- Além disso, melhora o metabolismo dos tecidos humanos, ajuda a aumentar a massa muscular, reduz o acúmulo de gordura e aumenta a resistência durante o esforço físico intenso. O ácido aspártico e adrenalina na geleia real melhoram a resistência física. Portanto, devido a estes efeitos, a geleia real pode ser contada como um componente muito útil nas dietas de nutrição esportiva.

- Ela ativa a produção de hemoglobina e aumenta a resistência à hipóxia (falta de oxigênio).

- Ela ajuda a manter os níveis de glicose no sangue estáveis em caso de diabetes. Esta propriedade deve-se à presença de vitaminas B1, B3, biotina, zinco, potássio, fósforo, magnésio, manganês, crómio, e aos aminoácidos triptofano, metionina, leucina e isoleucina na composição de geleia real.

- Ela melhora o estado funcional do sistema cardiovascular; restaura o nível normal da pressão sanguínea, reduz os níveis de colesterol no sangue, melhora o metabolismo no tecido do miocárdio. Uma pequena dose de geleia real ajuda a reduzir a pressão arterial elevada, e uma grande dose aumenta a pressão arterial baixa.

- A geleia real promove a restauração do equilíbrio hormonal ideal, aumenta a libido, melhora a fertilidade (capacidade do organismo para fertilizar), melhora o estado fisiológico e psico-emocional de mulheres na menopausa e reduz o risco de doenças dos órgãos reprodutivos masculinos e órgãos do sistema reprodutivo feminino. Esta ação complexa da geleia real é em grande parte devida à presença de fitoesteróis e hormônios (estradiol, testosterona e progesterona). O zinco na geleia real estimula a produção do hormônio sexual masculino, a testosterona, o que aumenta a potência e melhora a qualidade dos espermatozóides, sendo benéfico para o processo da espermatogênese. Este produto apícola estimula a ereção nas relações sexuais e tem efeitos benéficos na qualidade do sêmen.

- Ela melhora o funcionamento das glândulas adrenais e outros órgãos do sistema endócrino.

- Ela ativa a regeneração dos tecidos danificados.

- Devido à presença de uma ampla gama de vitaminas, minerais e antioxidantes, a geleia real ajuda a manter a pele, unhas e cabelos brilhantes.

- Ela melhora o estado funcional dos sistemas nervosos central e periférico, melhora a memória e concentração, tem um efeito anti-depressivo e anti-stress, ajuda a restaurar o desempenho mental e reduz o risco de desenvolver o mal de Alzheimer. A geleia real contem neurotransmissor acetilcolina e vários componentes que desempenham um papel importante na síntese natural de diferentes neurotransmissores.

- Tem efeito benéfico no estado functional do aparelho visual.

- Promove a expansão dos brônquios e alivia os espasmos dos brônquios.

- Aumenta a imunidade e reduz o risco de câncer.

Veneno de Abelha

O veneno de abelha (apitoxina) é, em alguns casos, uma importante ferramenta para o tratamento de muitas doenças que são difíceis de tratar através dos medicamentos convencionais.

Uma dose terapêutica de veneno de abelha pode agir positivamente em muitos dos sistemas e órgãos do corpo. Ele expande as artérias menores e vasos capilares, aumenta a quantidade de hemoglobina e células brancas, reduz a quantidade de colesterol, tem efeito tônico no músculo do coração e diminui a pressão sanguínea.

O efeito terapêutico do veneno de abelha deve-se a sua habilidade de ativar as glândulas pituitárias e adrenais, normalizando os processos metabólicos por dentro. Sob a influência desses hormônios, as condições gerais dos pacientes, como fome, sono e vitalidade, são normalizadas.

O tratamento do veneno de abelha é usado com maior frequência para diminuir a dor e inflamação das articulações e músculos causadas por doenças reumáticas, neuralgia, ciática, asma, hipertensão essencial, dor de cabeça, ferimentos e úlceras, distúrbios de veias e outras doenças. O tratamento deve ocorrer sob supervisão de um médico experiente, geralmente em combinação com outras medidas, como dieta, medicações, entre outras.

Ao mesmo tempo, o veneno de abelha não deve ser prescrito para doenças do fígado, dos rins, diabetes, tumores, tuberculose, doenças cardíacas, doenças infecciosas, exaustão repentina e hipersensitividade. Antes de fazer um tratamento com veneno de abelha, o paciente deve estar sob supervisão médica e ser examinado previamente, para determinar se há contraindicações. Durante o processo do tratamento, o paciente deve ser investigado periodicamente para avaliar a efetividade do tratamento.

As propriedades venenosas e medicinais da apitoxina dependem da dose. Uma dose letal de veneno de abelha é centena de vezes maior do que a dose terapêutica, no entanto, para algumas pessoas apenas uma picada pode ser fatal.

A sensitividade do corpo ao veneno de abelha é diferente. Os mais sensíveis costumam ser mulheres, crianças e idosos. Um adulto saudável pode levar entre 1-10 picadas facilmente, sem sofrer mais do que uma reação local leve: vermelhidão e inchaço. 200 - 300 picadas simultâneas podem causar o envenenamento geral do corpo (intoxicação), com o aparecimento da falta de ar, cianose, pulso rápido, convulsões e paralisia. 400 - 500 ou mais picadas causam a morte, geralmente como resultado da paralisia do centro respiratório.

Existem os seguintes tratamentos com veneno de abelha:

1. Picadas naturais de abelhas.

2. Injeções usando ampolas preparadas de veneno de abelha.

3. Eletroforese – a introdução de veneno de abelha através da pele usando eletricidade.

4. Esfregando pomadas que contém veneno de abelha.

5. Inalação.

6. Ingestão de tabletes contendo veneno de abelha.

Há muitas condições médicas que usam o veneno de abelha como método de tratamento. Aqui estão algumas delas:

- Reumatismo. O mecanismo de ação do veneno de abelha para o reumatismo é pouco compreendido, mas pode-se dizer com alta probabilidade que os efeitos benéficos da apitoxina ocorrem no sistema nervoso.

- Hipertensão. Na medicina popular, era sabido que o veneno de abelha reduz a pressão sanguínea de maneira eficiente.

Os experimentos mostram que ele possui propriedades vasodilatadoras, que resultam na diminuição da pressão sanguínea.

- Doenças dos olhos. O veneno de abelha tem sido usado de maneira bem-sucedida no tratamento de diferentes doenças dos olhos, como inflamação da iris e outras.

- Doenças do sistema nervoso. O veneno de abelha é frequentemente bem-sucedido na cura de doenças como a neurite, neuralgia e ciática (inflamação das raízes nervosas), até mesmo quando os métodos da medicina convencional são inúteis. Geralmente (mas não sempre), após uma – duas injeções subcutâneas a dor já diminui, e após três

– quatro injeções, uma melhora significativa é visível.

- Asma brônquica. O veneno de abelha é um dos principais meios de terapia complexa da asma brônquica. O curso de tratamento é bastante longo: 6 - 10 semanas. Se o início do ataque de asma é conhecido, o veneno de abelha é administrado 1 - 3 horas antes. Como resultado da terapia, melhora-se o estado geral e o sono, a irritabilidade diminui.

- Doenças das articulações. As doenças de natureza inflamatória das articulações são tratadas de maneira eficaz com o veneno de abelha. Se comparado aos outros meios de terapia, ele possui a vantagem de não causar inchaço. O efeito analgésico ocorre imediatamente após o procedimento, ou 5 – 15 minutos após, e dura entre diversas horas e diversos dias. O veneno de abelha reduz a inflamação, alivia a dor e restaura a mobilidade das articulações, mas não elimina danos avançados nas articulações.

- Doenças do sangue. O veneno de abelha diminui a coagulação sanguínea, aumenta a quantidade de hemoglobina, remove vaso-espamos e cria um efeito analgésico.

- Doenças das artérias e lesões aterosclerosas dos membros.

- Tromboflebite e outras condições das veias.

- Ferimentos duradouros e úlceras.

- Doença da tiróide.

- Enurese (urinação na cama, especialmente em crianças).

- Outras doenças. O veneno de abelha também é usado para tratar muitas outras doenças: processos inflamatórios crônicos, úlceras de pressão, úlceras venosas, ferimento de cicatrização lenta, calvície e outros.

Há algumas contraindicações para o tratamento utilizando produtos de abelha;

- O tratamento com picadas de abelha é contraindicado para qualquer pessoa alérgica ao veneno de abelha. Deve-se observar que algumas pessoas também são alérgicas ao mel, própolis e pólen.

- Nunca tente tratamentos de apiterapia em mulheres grávidas ou lactantes.

- Pacientes com câncer também são fortemente contraindicados.

- Exacerbação de doenças crônicas e agudas

- Doenças infecciosas sérias

- Doenças dos rins e fígado como hepatite crônica

- Tuberculose

- Diabetes tipo 1

- Não é recomendada para crianças menores de 14 anos, já que essas não têm o sistema nervoso completamente formado

- Pessoas com condições ruins de coagulação sanguínea

- Presença de alta temperatura, que pode ser sinal de infecção ou doença aguda